CONTRIBUTION A L'ÉTUDE

DES

MATIÈRES ALBUMINOÏDES

CONTENUES

DANS LES URINES ALBUMINEUSES

PAR LE DOCTEUR

A. ESTELLE

o❖o

LYON

IMPRIMERIE ADMINISTRATIVE A. WALTENER ET Cie
14, rue Belle-Cordière, 14

1880

CONTRIBUTION A L'ÉTUDE

DES

MATIÈRES ALBUMINOIDES

CONTENUES DANS LES URINES ALBUMINEUSES

CONTRIBUTION A L'ÉTUDE

DES

MATIÈRES ALBUMINOÏDES

CONTENUES

DANS LES URINES ALBUMINEUSES

PAR LE DOCTEUR

A. ESTELLE

LYON

IMPRIMERIE ADMINISTRATIVE A. WALTENER ET Cie

14, rue Belle-Cordière, 14

1880

AVANT-PROPOS

C'est à l'instigation et sous la direction de
M. le Professeur Lépine que j'ai entrepris, dans
son laboratoire, les recherches qui font l'ob
jet de ce travail.

Voici la division que je me propose d'adopter :

Après avoir rappelé la composition du sérum
du sang au point de vue particulier de ses
matériaux albuminoïdes, j'étudie les principales
substances albuminoïdes contenues dans l'urine
albumineuse ; puis j'expose le mode opératoire
que j'ai employé dans le cours de mes recherches. Je relate ensuite mes observations et je
montre qu'il paraît y avoir habituellement con

cordance entre les substances albuminoïdes du sérum et celles de l'urine.

Je suis heureux de pouvoir adresser ici mes plus sincères remercîments à mon maitre, M. le Professeur Lépine, qui, par ses conseils autorisés qu'il n'a cessé de me prodiguer et par la part qn'il a prise à ce travail dont il a eu l'idée, a droit à ma plus vive reconnaissance.

I.

Coup d'œil sur les matières albuminoïdes
du Sérum

Plusieurs auteurs ont soutenu que l'on rencontre chez les albuminuriques plusieurs matières albuminoïdes, et non une seule. Le fait paraît exact. Avant d'aborder l'étude de ces diverses substances, je crois logique de rappeler la composition normale de l'albumine du sérum sanguin, et montrer ensuite que les différentes sortes de matières albuminoïdes qui y sont contenues se trouvent dans les urines pathologiques.

Elles ne sont autres que les principes coagulables de ce liquide. Quels que soient les noms divers donnés à ces substances, elles se réduisent en fait, à deux ou trois. Ce sont les matières albuminoïdes du plasma, moins la fibrine.

On sait que si on ramène ces substances, celles du

plasma à l'état sec, leur poids est de 78 grammes en moyenne pour 1000 grammes de sang.

D'après Denis, si on recueille le sang d'une saignée sur une solution concentrée de sulfate de soude, rien ne se coagule. C'est ce que l'on constate à l'état normal, sans addition de sels, lorsqu'on laisse tomber dans une capsule le sang des veines sus-hépatiques et rénales.—Le chlorure de sodium, surajouté en poudre, coagule et précipite 25 parties dans 1000 de sang (sur 78) d'une substance blanche, pâteuse, isolable, mais pulpeuse et non tenace comme la fibrine, c'est la *plasmine*.

Il reste dans le liquide 53 parties seulement d'une substance ayant plusieurs des caractères de ce qu'on appelait l'*albumine du sang*, mais qui en diffère notablement, et que Denis a dotée du nom de *Sérine*. D'après cet auteur, la *Plasmine* est un composé unique qui se dédouble en un composé qui se coagule spontanément, et un second qui reste liquide, c'est la *fibrine dissoute pure*, qui rentre dans la proportion de 23 sur 25 environ de plasmine précipitée, et qui est soluble dans 10 à 20 parties d'eau ; mais au bout de 5 à 10 minutes environ, elle se dédouble et donne, par la coagulation qui a lieu alors, de 3 à 4 parties d'un corps qu'il appelle *fibrine concrète*.

Scherer, en 1852, donna le nom de *métalbumine* à ce que Denis appelait plus tard *fibrine dissoute pure*; mais cette dernière dénomination, appliquée à un composé naturellement fluide, est impropre. Ce dernier auteur a observé ce même principe : 1º dans les sérosités pleurale et péritonéale ; 2º dans celle du pus où, mêlé à la sérine, il représente ce qu'on a nommé la *pyine;* 3° dans l'urine albuminurique. Toutefois, ce principe avait été distingué de l'albumine par Robin et Moyse, en 1852, dans le liquide de la sérosité pleurale et péritonéale, d'où le nom d'hydropisine qu'il a reçu aussi (Gannal et Robin, 1857).

Ainsi, ce que l'on désigne sous le nom d'*albumine du sang* n'est pas un principe immédiat, unique (qui serait analogue à l'albumine de l'œuf), mais un mélange de deux espèces de principes immédiats différents, bien qu'ayant quelques propriétés communes, savoir : la *sérine* (53 pour 1000 à l'état sec), et la *fibrine dissoute* ou *métalbumine* (23 pour 1000 à l'état sec).

J'ai emprunté au *Traité des humeurs* de M. Robin l'exposé qui précède. M. le professeur Kühne (1), lui, distingue outre la sérine, deux matières albuminoïdes du sérum; 1° la paraglobuline; 2° l'albuminate de soude, la première précipitée par un courant d'acide carbonique, la seconde par une goutte d'acide acétique. Mais, ainsi qu'on va le voir, cette distinction n'a pas été maintenue par le professeur Hoppe.

Aussi est-il, je crois préférable d'exposer les faits acceptés actuellement par les chimistes les plus autorisés. A ce propos, je ne saurais mieux faire que de les emprunter à des cliniques sur la pathogénie de l'albuminurie faites l'hiver dernier à l'Hôtel-Dieu par mon maître, M. le professeur Lépine, et de citer textuellement ce qui a paru dans la *Revue Mensuelle* du mois d'avril 1880.

____

(1) Kuhne *Lehrbuch der phisiolog. Chemie p. 174.*

« A notre point de vue spécial, dit-il, les matières albuminoïdes du sang qui nous intéressent particulièrement, ressortissent aux deux classes suivantes:

1° ALBUMINES. — : substances solubles dans l'eau pure sans le concours d'une base, d'un acide ou d'un sel neutre ou alcalin, non précipitables par des acides très dilués, par les carbonates alcalins, par le chlorure de sodium et par l'acide platino-cyanhydrique, mais coagulables par l'ébullition et par l'alcool en *présence des Sels;* — il faut bien savoir d'ailleurs que la dialyse n'élimine pas tous les sels qui accompagnent ces matières : il en reste environ 1 pour 100 de matière albuminoïde sèche (Haas).

La *Sérine* est le type des albumines dont je viens de parler. C'est elle qui constitue la plus grande partie de ce qu'on appelle vulgairement l'albumine du sérum. D'après Hoppe, son pouvoir rotatoire est de 56° Après précipitation elle est soluble dans l'acide chlorhydrique concentré.

Par plusieurs caractères, dans le détail desquels je n'ai pas à entrer ici, la sérine se distingue de l'albumine de l'œuf. Une des réactions les plus commodes à cet égard consiste, d'après M. Aronstein, à traiter l'albumine par l'éther. Si elle a été préalablement privée de sels, autant qu'il est possible par la dialyse, la sérine est précipitée par l'éther, tandis que l'albumine de l'œuf ne l'est pas. Ce serait précisément le contraire dans le cas où la matière albuminoïde ne serait pas privée de sels.

La sérine commence à se coaguler vers 60° c.; la

coagulation est complète à 73° c. Les sels neutres, pour la plupart, abaissent plus ou moins mais en général d'une manière extrèmement sensible, s'ils sont en proportion suffisante, le point de coagulation. Les acides faibles (y compris l'acide urique) (Lauder Brunton et Power) agissent de même; les alcalins retardent au contraire la coagulation, il en est de même de l'urée (Lauder Brunton et Power.)

La sérine précipitée par l'alcool peut se redissoudre dans l'eau si le contact n'a pas été trop prolongé.

2° GLOBULINES. — Insolubles dans l'eau pure, solubles sans altérations à la faveur des sels neutres, des alcalis ou des acides étendus, et susceptibles d'être de nouveau précipitées de ces solutions.

M. Weyl, sous la direction de M. Hoppe-Seyler, a définitivement rapporté aux globulines, et M. Hoppe, dans son récent ouvrage, a décrit sous le nom de *Globuline du sérum*, la substance qui est précipitée du sérum par le sulfate de magnésie en excès et qui a reçu les noms d'*hydropisine*, *métalbumine*, *caséine du sérum*, etc. (1)

La proportion de globuline contenue dans le sérum varie suivant les espèces animales : ainsi Heynsius, en additionnant le sérum de beaucoup d'eau et en le traitant ensuite par le CO_2 et le chlorure de sodium, a trouvé les quantités suivantes de globulines pour cent dans le sérum :

---

(1) On a vu plus haut que pour M. Kühne il s'agit en réalité de deux substances et non d'une seule.

De l'homme. . . . . : 0,38
De la vache 1,88
Du mouton 1,65
De la chèvre. 0,55
Du veau 0,51
Du lapin. 0,44
Du porc 0,80
Du chien. 0,65
Du chat 0,54
Du poulet 2,53

Ces chiffres sont certainement trop faibles; car M. Hammartsen, en employant le sulfate de magnésie pour séparer la globuline de la sérine, a trouvé pour 100 de sérum.

	Globuline	Sérine	Rapport
D'homme.	3,1	4,5	1 : 1,5
De cheval	4,5	2,6	1 : 0,59
De bœuf	4,1	3,3	1 : 0, 8
De lapin	1,7	4,4	1 : 2,5

D'après A. Schmidt, la globuline diffuserait beaucoup mieux que la sérine.

La globuline et la sérine ne sont pas les seules matières abuminoïdes que l'on puisse rencontrer dans le sang. Dans certaines circonstances ont peut en effet trouver des peptones non-seulement dans le sang de la veine-porte, comme cela a lieu à l'état physiologique, mais dans le sang de la grande circulation.

II

Des substances albuminoïdes de l'urine

Dans la plupart des urines albumineuses, on trouve une albumine qui doit être la sérine, car elle ne paraît s'en distinguer par aucun caractère; de plus, d'après Edlefsen on y rencontre presque toujours de la globuline. Mes propres recherches confirment pleinement cette manière de voir. La présence de la globuline dans l'urine a été signalée pour la première fois par Lehmann. Le professeur Gerhardt, un peu plus tard, dit l'y avoir observée, mais seulement dans le cas de maladie rénale, ce qui ne paraît pas entièrement exact.

Ainsi que je viens de le dire, Edlefsen l'a vue manquer rarement. Comme les auteurs précédents, il a traité l'urine par 15 à 20 fois son poids d'eau distillée et par une goutte d'acide acétique s'il était nécessaire.

Dans deux cas où il y avait 1,5 % d'albumine, il a

trouvé 0,11 de globuline ; dans un autre cas où il y avait 2,57 % d'albumine, la globuline s'élevait seulement à 0,08. Mais ces chiffres sont trop faibles, car, ainsi que je l'ai fait remarquer plus haut, M. Hammartsen, en employant le procédé de Gannal, a obtenu avec le sulfate de magnésie des chiffres de globuline pour le sérum du sang fort supérieurs à ceux que donne la méthode consistant à précipiter la globuline par l'eau distillée et les acides acétique et carbonique. Les recherches que j'ai faites dans le laboratoire de M. le professeur Lépine prouvent qu'il en est de même pour l'urine. (1)

M. Senator avait cru que dans le cas de rein amyloïde elle était relativement plus abondante, mais cette opinion a été contredite par de nouvelles recherches de M. Heynsius, faites sur huit malades. Antérieurement, un élève de M. Heynsius, le Dr Fuhri-Snethlage (*Deutsches Archiv* XVII, 418), avait émis la même opinion, fondée sur de nombreuses expériences ; mais ces recherches n'étaient pas déci-

---

(1) Ainsi que je le dis plus loin, j'ai exclusivement employé le sulfate de magnésie pour séparer les matières albuminoïdes de l'urine ; je n'ignore pas qu'à l'aide d'autres méthodes on peut en distinguer un plus grand nombre. M. Birot, par exemple, dans une remarquable thèse sur les *albumines pathologiques* (Montpellier 1874), arrive en suivant le procédé de M. Béchamp, à séparer trois albumines différentes par l'extrait de Saturne, l'extrait de Saturne ammoniacal et l'acool à 90°. Ce procédé très-délicat n'ayant encore été employé que par MM. Béchamp et Birot, j'ai préféré me servir de la méthode Gannal d'un usage plus simple ; d'autant plus que le dosage des matières albuminoïdes du sérum chez les diverses espèces animales a été fait par M. Hammartsen par le sulfate de magnésie et qu'on a ainsi une base physiologique.

sives, attendu que la dialyse de l'urine avait été faite avec de l'eau de pluie qui contenait du zinc, lequel entrait en combinaison avec l'albumine. Les nouvelles recherches de M. Heynsius échappent à cette objection, mais elles ne sont pas aussi satisfaisantes que si la globuline avait été déterminée par le sulfate de magnésie. Ce dernier auteur pense que, dans l'état actuel de la science, on n'est pas encore en état de tirer de la proportion relative de globuline que peut renfermer une urine albumineuse quelque induction de l'état du rein.

A cet égard, je serais assez disposé à partager la manière de voir de M. Heynsius, et je crois que, lorsqu'on se trouve en présence d'un malade ayant de l'albumine dans l'urine, on a beau doser exactement et la quantité et la qualité de cette albumine, on n'en peut rien conclure touchant la lésion rénale. Est-ce à dire pour cela que cette investigation soit inutile? Je ne le pense pas, car il se pourrait que la proportion relative de la sérine et de la globuline fournît l'image fidèle de la composition du sérum sanguin; c'est là du moins une hypothèse dont j'essayerai de démontrer la vraisemblance dans le courant de cette étude.

III

Séparation de la sérine et de la globuline par le sulfate de magnésie. — Mode opératoire.

Préoccupé par le fait de savoir s'il n'existerait pas un rapport entre les matières albuminoïdes de l'urine et celles du sérum du sang, j'ai repris cette étude que les dernières recherches de M. Heynsius tendaient à faire abandonner. — J'ai employé, pendant tout le temps de mes recherches, la méthode de Gannal, reprise par Hammartsen pour précipiter la globuline, c'est-à-dire le sulfate de magnésie, et non celle qui consiste à précipiter la globuline en additionnant le sérum ou l'urine de 15 à 20 fois leur poids d'eau distillée et d'un courant d'acide carbonique (Lehmann, Gerhardt, Edlefsen, Senator, Heynsius); il est certain d'ailleurs quand on compare les chiffres très-faibles donnés par Heynsius et ceux de M. Hammartsen, et qui les uns et les autres se rapportent à la quantité normale de globuline contenue dans le sérum des diverses espèces animales, que le sulfate de magnésie ou bien précipite plus complétement la globuline, ou bien qu'il ne précipite pas identiquement la même matière albuminoïde. C'est je crois cette dernière interprétation vers laquelle paraît incliner M. Hoppe qui, dans son récent ouvrage, élève des doutes sur la valeur absolue du procédé Gannal-Hammartsen.

Je décrirai maintenant la manière de procéder à la séparation de la globuline et de la sérine.

Hammartsen, ainsi que Gannal, précipite la globuline en additionnant le liquide qu'il analyse de 5 fois son volume d'une solution saturée de sulfate de magnésie, puis il filtre le tout, lave le filtre en le faisant bouillir et le desséche ensuite à l'étuve à 110°.

Ce procédé, qui est excellent sous le rapport de la précipitation de la globuline, laisse cependant beaucoup à désirer sous le rapport du lavage du filtre. J'ai apporté dans le mode opératoire de cet auteur une modification qui, je crois, ne manque pas de donner plus d'exactitude aux résultats que l'on obtient.

Ayant employé, dès le début de mes recherches, le procédé de Hammartsen, je n'ai pas tardé à m'apercevoir, lorsque j'avais fait bouillir le filtre pour le débarrasser des sels qu'il renfermait, qu'après dessication on obtenait pour la globuline des chiffres supérieurs à ceux de l'albumine totale; d'où pouvait provenir cette erreur? assurément elle existait dans le mode de lavage. Aussi, j'ai dû modifier ce dernier et m'en tenir, pour le reste de l'opération, aux préceptes de M. Hammartsen.

Voici comment j'ai opéré pendant tout le cours de mes recherches :

SÉPARATION DE LA GLOBULINE ET DE LA SÉRINE DANS LE SÉRUM DU SANG.

Pour obtenir cette séparation j'ai toujours agi sur 10^{cc} de sérum afin de donner à mes recherches plus d'exactitude et me mettre à l'abri d'une erreur moins grossière que si j'avais opéré sur une quantité moindre, attendu que, rapportant toujours à 1000 de sérum la quantité d'albumine obtenue dans 10^{cc} de sérum, plus le chiffre de ce dernier employé était élevé et moins l'erreur, s'il en existait une, était grande.

Prenant 10^{cc} de sérum je les additionne de 50^{cc} d'une solution saturée de sulfate de magnésie (100 parties d'eau pour 112 parties de sulfate le magnésie), j'ajoute ensuite 12 gr. de sel magnésien pour saturer entièrement les 10^{cc} de sérum—Le tout, agité pendant 10 minutes environ, est mis sur un filtre pesé d'avance à une balance sensible. Après filtration complète, le verre contenant le filtrat est enlevé et remplacé par un autre, le lavage commence ; il consiste à arroser le filtre avec de l'eau chaude à 80° environ, jusqu'à ce qu'il soit débarrassé complètement du sulfate de magnésie, ce que l'on constate facilement au moyen d'une solution de chlorure de baryum qui donne un précipité blanchâtre de sulfate de baryte insoluble.— L'eau ordinaire donnant un précipité analogue, mais très léger, en présence du sel de baryum, le dernier lavage, c'est-à-dire lorsqu'on a versé de l'eau chaude sur le filtre pendant 2 heures environ, se fait au moyen de l'eau distillée que l'on chauffe préalablement. Ce n'est que lorsque le précipité de sulfate de baryte ne se produit plus que l'on arrête l'opération. Dès lors, le filtre mis dans l'étuve chauffée à 110° doit y rester pendant 12 heures, on le retire ensuite pour le laisser exposé à l'air pendant toute la journée; on pèse à ce moment et, du poids que l'on obtient, il faut déduire celui du filtre lui-même, la différence représente exactement le poids de globuline par 10^{cc} de sérum; dès lors, une simple multiplication permet d'avoir le chiffre exact de la globuline pour 1000 de sérum.

La quantité de globuline connue, il s'agit de trouver celle de la sérine. Pour cela, reprenant le premier filtrat, on le vide dans une capsule en porcelaine, on verse un peu d'eau dans le verre pour le rincer et on acidule le tout avec trois ou quatre gouttes d'acide nitrique; on chauffe ensuite jusqu'à coagulation complète de la sérine, ce que l'on constate facilement aux flocons blanchâtres qui surnagent dans le liquide.— On doit laisser refroidir un instant et mettre le tout sur un filtre dont on connaît exactement le poids.— L'opération est ensuite conduite comme précédemment. On obtient ainsi la quantité de sérine.

Pour vérifier la valeur des résultats obtenus, une troisième opération est nécessaire; elle consiste à précipiter 10^{cc} du même sérum par 40 grammes alcool rectifié à 93°, au bout de 5 minutes la précipitation de l'albumine est complète.—On filtre—dessèche le filtre, pesé exactement avant l'opération, à l'étuve chauffée à 110° et on obtient, par pesée, le poids de l'albumine totale. La quantité d'albumine ainsi obtenue doit égaler la somme des deux albumines, sérine et globuline.

DOSAGE DE LA GLOBULINE ET DE LA SÉRINE DANS L'URINE

Pour les matières albuminoïdes de l'urine j'ai employé le même procédé que pour celles du sérum du sang ; seulement, comme dans l'urine la quantité d'albumine est ordinairement assez faible, au lieu de prendre seulement 10^{cc}, j'ai toujours opéré sur 20^{cc} : Le mode opératoire est identique et ce n'est qu'après avoir fait les trois analyses précédentes qu'on peut avoir un résultat exact.

Ce à quoi l'on doit veiller, pendant tout le temps que dure le lavage du filtre, c'est de ne pas verser de l'eau trop chaude, qui pourrait déterminer une petite déchirure du papier, par laquelle passerait l'albumine qui se trouve coagulée au dessus. — Dans ce cas, on voit surnager dans le filtrat de petits flocons blanchâtres, le liquide lui-même devient opalescent ; dès lors, on doit cesser le lavage et recommencer l'expérience.

Après avoir décrit d'une manière aussi brève que possible la méthode que suivait Hammartsen pour isoler la globuline de la sérine, et comment j'ai cru devoir modifier son procédé pour obtenir des résultats aussi exacts que possible, j'aborde la question de la qualité de l'albumine que l'on rencontre le plus ordinairement dans les urines.

IV

Exposé de mes résultats

D'après Lehmann, Gerhardt, Senator, etc., la globuline n'existerait dans l'urine que dans certains états particuliers des reins. Je crois cette opinion erronée, car ainsi que M. Edlefsen, j'ai constamment trouvé de la globuline, (outre de la sérine). De plus, il résulte de mes propres recherches que la globuline s'y rencontre en quantité supérieure à la sérine ; parfois même elle seule constituerait l'albuminurie.

Les observations suivantes prouveront ce que j'avance ici.

Voici d'abord deux observations où j'ai trouvé la globuline plus abondante que la sérine.

OBSERVATION I — MALADIE DE BRIGHT CHRONIQUE

(Salle Sainte-Elisabeth n° 16. — Service de M. le professeur Lépine.)

Gaspard C... meunier, âgé de 45 ans, a eu, comme maladie antérieure, une variole à l'âge de 2 ans, s'est toujours bien porté depuis et a joui d'une constitution robuste.

En 1870, pendant la campagne, il reçut dans l'hypochondre gauche, au-dessous des dernières côtes, un éclat d'obus qui n'intéressa que la peau. Un an et demi après, épididymite. Depuis cet accident d'obus, le malade a continuellement souffert d'une douleur violente siégeant à gauche, au-dessous des dernières côtes, et augmentant d'intensité lorsqu'il fait froid ou que le temps doit changer; la nuit aussi, le malade en souffre davantage et a de la difficulté à respirer à cause de l'intensité de la douleur.

Depuis un an surtout il est plus souffrant; la douleur de l'hypochondre s'accentue de plus en plus, et son oppression augmente chaque fois qu'il fait un effort; il ressent alors de violentes palpitations de cœur et est pris de suffocation. A beaucoup maigri depuis un an et s'est fortement affaibli. N'a jamais eu d'œdème des membres inférieurs, ni de bouffissure de la face. Il entre à l'hôpital le 12 mai 1880.

Actuellement le malade a de la dyspnée et une respiration fréquente, pas de toux mais oppression considérable augmentant au moindre effort. L'appétit est conservé, la langue bonne, pas de diarrhée.

Au cœur, les deux temps paraissent bien frappés ; la pointe bat à 3 cent. au dessous du mamelon. A plusieurs reprises on a entendu très nettement un bruit de galop type. Le pouls est petit.

Rien aux poumons, si ce n'est quelques râles sous-crépitants fins aux deux bases et en arrière.

Le foie est normal.

L'urine est pâle et légèrement acide. Traitée par l'acide nitrique, abondant précipité d'albumine.

Il a eu et a encore des troubles de la vision. A l'examen ophthalmoscopique on constate des irrégularités de la papille et quelques taches blanches laiteuses qui ont leur siège en dedans. On observe aussi de petits points hémorrhagiques. Le malade a de l'hémiopie nasale.

EXAMEN DE L'URINE

Le 15 mai. — L'urine traitée par acide nitrique donne un précipité abondant d'albumine — Après précipitation de la globuline par le sulfate de magnésie en excès et filtration, le filtrat donne encore par acide nitrique un trouble assez notable d'albumine. — Toutefois, prédominance de la globuline sur la sérine.

20^{cc} de cette urine traités par 60 gr. alcool rectifié donnent:

Albumine totale par litre. . . . . 4 gr. 35

A l'examen microscopique de l'urine on trouve des cylindres granulo-graisseux.

L'urine, examinée chaque jour jusqu'au 30 mai ne donne pas de variations bien grandes au point de vue de la quantité et de la qualité de l'albumine qu'elle renferme. Le chiffre total de l'albumine varie entre 4 gr. et 4 gr. 50. Quant à la globuline, elle a toujours été en quantité supérieure à la sérine.

Le 31 mai. — Augmentation sensible de l'albumine qui donne par la pesée. . . . . 5 gr. 56

Le 1er juin. — Par la pesée. — Album. tot. p. litre 6 gr. 40.

Le 2 juin   id.   id.   7 gr. 18

Le 4 juin. — Le malade mange deux œufs dans la journée. Augmentation considérable de l'albumine qui s'élève à . . . . 10 gr. 20

Le 5 juin. — Par la pesée on a: Album. tot. p. litre 6 gr. 10

Ce même jour on examine l'urine au point de vue de la globuline et de la sérine en se servant du procédé que j'ai indiqué plus haut, on obtient:

Globuline. . . . . 3 gr. 60.

Sérine . . . . 2 gr. 50.

C'est-à-dire, 1 gr. 10 de globuline en plus que de sérine.

. Le 6 juin. — L'albumine augmente et monte au chiffre de . . . . 7 gr. 40

Le 7 juin. — L'œdème qui s'était montré aux membres inférieurs dès le 20 mai et qui avait augmenté progressivement jusqu'au 28, a disparu aujourd'hui presque complètement sous l'influence des diurétiques. On constate en même temps dans l'urine une diminution très-considérable de l'albumine, qui tombe au chiffre de . . . . 3 gr. 88

Le 8 juin. — Par la pesée : Albumine tot. p. litre 3 gr. 80

Le 9 juin   id.   id.   2 gr. 76

Le 10 juin   id.   id.   2 gr. 84

En présence de cette diminution considérable de l'albumine, je fais une analyse complète de la sérine et de la globuline pour savoir si le rapport que j'avais trouvé une première fois le 5 juin existe toujours. — En voici le résultat :

Globuline . . . . 1 gr. 79

Sérine . . . . 1 gr. 05

Le 11 juin. — Par la pesée. — Albumine tot. p. litre 4 gr. 20

Le 12 juin.   id.   id.   5 gr. 80

Le 13 juin.   id.   id.   4 gr. 60

A partir de ce jour jusqu'au 21 juin la quantité d'albumine par litre varie entre 6 et 7 gr. Toujours on constate par le sulfate de magnésie, une prédominance de la globuline sur la sérine.

OBSERVATION II. — Bronchopneumonie chronique. — Dilatation des bronches. — Rétrécissement mitral léger Rétrécissement aortique considérable latents. — Albuminurie. — Mort.

(Salle Sainte-Elisabeth, n° 2. — Service de M. le professeur Lépine)

Claude N. ouvrier tailleur, âgé de 60 ans, entre à l'hôpital le 21 mai 1880. — Jamais de maladies antérieures ; pas de syphilis avérée, pas d'abus alcooliques, tousse depuis de nombreuses années pendant l'hiver.

Depuis trois ans, le malade perd ses forces, maigrit, tousse et est essouflé à chaque effort qu'il fait. — Depuis six mois surtout, l'oppression est plus accentuée et l'affaiblissement plus considérable, il a été obligé de cesser tout travail depuis cette époque.

Il y a quinze ans, apparition d'un léger œdème qui s'est généralisé aux jambes, à la poitrine et à la face. — Le malade dit avoir toujours eu la figure un peu bouffie. En même temps, augmentation de l'oppression et diminution considérable des forces.

Actuellement: oppression considérable, toux et crachats purulents, respiration anxieuse. Nuits agitées, appétit nul, langue blanchâtre. Léger œdème des membres inférieurs, du thorax et de la face.

Au cœur: bruits tumultueux et fréquents, on ne peut distinguer aucun souffle. Pouls mou, bat 120.

Aux poumons: son tympanique à la percussion du thorax, mais à la racine des bronches et des deux côtés, peut-être un peu plus à droite, légère submatité dans un point très limité là où les râles muqueux offrent le caractère des gargouillements. Dans le reste des poumons, nombreux râles fins. — Pas d'expiration prolongée. Quantité considérable de crachats, puriformes, un peu verdâtres.

Le 22 mai.—L'urine, traitée par l'acide nitrique, donne un précipité abondant d'albumine.—Après précipitation par le sulfate de magnésie en excès et filtration, le filtrat donne encore un léger trouble par le même acide. Prédominance de la globuline sur la sérine.

A l'examen microscopique, on trouve des globules de pus en grand nombre, ainsi que des cylindres hyalins granuleux.

Par la pesée, on obtient:

Albumine totale par litre 4 gr. 5o . .

Sous l'influence des vésicatoires, du vin de Bordeaux, du tartre stibié, l'état général s'améliore pendant deux jours.

Le 25 mai.—L'œdème des membres inférieurs augmente—
les râles sont très nombreux.—Le pouls est petit, régulier, bat
136. Les crachats, qui la veille étaient séparés, s'agglomèrent
en une masse visqueuse. On ordonne de la digitale.

Le 26 mai.—Le pouls est toujours très petit, régulier,
bat 100. L'urine donne par la pesée:

   Albumine totale par litre . , 8 gr 42

On constate toujours la prédominance de la globuline.

Le 27 et le 28 mai.—L'albumine descend à 4 grammes 50
avec les mêmes caractères que les jours précédents.

Le 29 mai.—Augmentation de l'albumine totale, 5 grammes 42

Le 30 mai.—L'albumine descend à 4 grammes, 34. La globuline est toujours en quantité supérieure à la sérine.

L'état du malade s'aggrave.—Les crachats sont rougeâtres,
sanguinolents. Le pouls est à 120. Les bruits du cœur sont mous.

Le malade meurt à 6 heures du soir.

A l'autopsie faite dans le laboratoire de M. le professeur
Pierret le 1er juin on trouve:

Des adhérences intimes des deux sommets — une pneumonie
interstitielle bilatérale — une dilatation énorme des bronches
surtout au sommet droit:

Une augmentation de volume des ganglions bronchiques
au niveau du hile (à cause de la bronchite.)

Un athérome aortique considérable au niveau de la crosse.

Un orifice aortique très athéromateux, calcaire, produisant
un rétrécissement aortique extrêmement serré (lequel était
cause de la petitesse excessive du pouls constatée pendant la vie.)

Une insuffisance aortique constatée par l'épreuve de l'eau,
mais dont on peut douter en raison de l'absence de souffle
au 2e temps. Un rétrécissement mitral (sans insuffisance) l'orifice auriculo-ventriculaire ne permet pas de passer 2 doigts.

L'oreillette droite est dilatée, le ventricule ne l'est pas.

Le foie est un peu muscade.

La rate est petite, dure avec une énorme périsplénite.

L'artère splénique est athéromateuse à un degré excessif.

Les reins sont simplement cardiaques et encore à un degré médiocre.

Ces deux observations montrent, je crois, de la manière la plus évidente que non seulement la globuline existe dans les urines albumineuses, mais encore qu'elle s'y trouve en abondance plus grande que la sérine. Dans la première, où j'ai fait avec le plus grand soin les dosages de sérine et de globuline, les chiffres parlent assez d'eux-mêmes pour me dispenser d'y revenir. — Quant à la seconde, bien que les dosages fassent défaut, elle n'en est pas moins concluante, car lorsque la globuline est en proportion supérieure à la sérine, on peut facilement *de visu* constater cette différence au précipité que donne l'acide nitrique, avant et après précipitation de la globuline par le sulfate de magnésie.

Si la globuline se trouve le plus ordinairement dans les urines albumineuses unie à la sérine, on rencontre, ainsi que je l'ai dit plus haut, des cas où elle existe seule, c'est alors une *globulinurie pure*. J'ai eu l'occasion d'en observer deux dans le service de M. le professeur Lépine, que voici :

OBSERVATION III. — Athérome artériel généralisé albuminurie, mort.

Salle Sainte-Élisabeth, nᵒ 21. — Service de M. le professeur Lépine.

François F., apprêteur d'étoffes, âgé de 60 ans, rentre à l'hôpital le 25 octobre 1879. Pas d'antécédents pathologiques héréditaires. N'a jamais eu de rhumatisme. Dés l'âge de 14 ans, douleurs d'estomac ; a toujours beaucoup bu de vin.

Pendant son service militaire, ces douleurs le reprennent et disparaissent par l'application de sangsues à l'épigastre. A sa sortie du régiment, il reste 15 ans sans avoir de douleurs.

Il y a un an le malade vit de nouveau apparaître une douleur vive au niveau de l'épigastre, douleur qu'il compare à celle que produirait un fer rouge; elle était constante, mais s'exaspérait par la marche, par tout travail pénible, et au moment de sa plus grande intensité, elle s'irradiait dans le dos au point correspondant; elle était momentanément calmée par l'ingestion des aliments. Très souvent le malade a eu des vomissements alimentaires une heure environ après les repas. Cet état a duré six mois; à ce moment, c'est-à-dire six mois après le début, palpitations de cœur au moindre effort pénible, oppression assez forte; en même temps, disparition à peu près complète des douleurs stomacales.

Actuellement: palpitations quand le malade monte les escaliers; battements du cœur forts et irréguliers, la pointe bat dans le 6e espace à 2c. m. en dehors du mamelon, souffle aux deux temps à la base et dont le maximum est sous le sternum; ces souffles sont très intenses et s'entendent dans une grande étendue de la région précordiale. Le pouls est plein, bondissant; les artères sont dures et athéromateuses. Le malade ne tousse, ni ne crache, n'est pas oppressé, s'il est au repos. La douleur stomacale se fait sentir de temps en temps, aussi pour la calmer le malade demande à manger. — Plus de vomissements. — Pas d'albunime dans l'urine.

En appliquant le sthétoscope sur la crurale on entend un souffle de Duroziez très intense.

A l'auscultation des poumons: nombreux râles sibilants disséminés, humides aux deux bases.

Sous l'influence de la digitale, de la caféine, du bromure et de la morphine, tous les phénomènes de suffocation s'apaisent.

Le 10 décembre. — On constate un léger nuage d'albumine dans l'urine. Le malade, très amélioré, sort de l'hôpital vers la fin décembre, pour y rentrer de nouveau le 23 février 1880.

A ce moment, il présente les mêmes phénomènes de suffocation que lors de son premier séjour.

On examine les urines qui donnent, par l'acide nitrique, une légère trace d'albumine. Soumis au même traitement que la première fois, l'état du malade s'améliore pour s'aggraver ensuite.

L'urine examinée le 3 avril sous le rapport de la qualité d'albumine qu'elle renferme, donne les résultats suivants :

Traitée par acide nitrique, on obtient un précipité net d'albumine ; précipitée par le sulfate de magnésie en excès et filtrée, le filtrat ne donne plus rien par le même acide.

Cet état persiste jusqu'au 14 avril ; l'albumine de l'urine n'est modifiée ni en quantité ni en qualité. Ce n'est toujours que de la globuline.

Le 15 avril. — Augmentation de la quantité d'albumine, qui ne subit pas de modification dans sa qualité. Ce jour-là le malade prend comme diurétique une décoction de queues de cerises.

Le 16 avril. — L'albumine est devenue plus abondante, et, après précipitation par le sulfate de magnésie en excès, l'urine donne, par l'acide nitrique, un nuage à peine perceptible. Le malade prend cette décoction de queues de cerises pendant 3 jours. Sous l'influence de ce médicament, l'urine contient de la globuline en quantité très notable et de la sérine à peine perceptible.

La sérine a disparu le 20 avril, et la globuline seule subsiste.

Dans la nuit du 20 au 21, le malade est pris de vertige, il rend subitement, par la bouche et par les selles, du sang presque pur (1 litre environ). Le malade est très anémié ; le pouls bat 80. — Les souffles du cœur ont diminué, celui du second temps s'entend à peine. L'urine ne renferme que de la globuline.

Le 22 avril. — Probablement par suite de la déplétion du système circulatoire, déplétion s'expliquant très-bien par la grande quantité de sang perdue, l'urine ne donne plus aucun trouble par l'acide nitrique. Le malade succombe le soir à une nouvelle hémorrhagie.

L'autopsie faite dans le laboratoire de M. le professeur Pierret le 24 avril montre :

Un cœur énorme hypertrophié; l'hypertrophie porte sur le ventricule droit et le ventricule gauche, qui est très dilaté. Une aorte gigantesque avec un petit anévrysme prêt à s'ouvrir dans l'oreillette droite.

Les valvules aortiques sont intactes. — Insuffisance aortique presque nulle. — Pas de rétrécissement. Le souffle systolique tenait à la dilatation de l'aorte.

Poumons très emphysémateux avec adhérences au niveau du cœur. Il n'y avait pas eu de souffle extra-cardiaque à ce niveau.

Estomac volumineux. — Ulcère à bords cicatrisés, très-ancien au niveau de la petite courbure; le fond de l'ulcère s'est rouvert et communique avec un petit vaisseau artériel. Foie un peu gras, un peu cirrhotique.

Reins pâles, volumineux, blancs et bosselés, ces bosselures ne sont autres que des kystes.

La vessie est absolument saine.

OBSERVATION IV. — ATAXIE LOCOMOTRICE.
ALBUMINURIE PASSAGÈRE (1).

Salle Sainte-Élisabeth, numéro 22. — Service de M. le prof. Lépine.

Pierre G..., tisserand, âgé de 45 ans, entre à l'hôpital le 6 avril 1880. Malade depuis 1871, il attribue sa maladie au froid qu'il a ressenti en travaillant en plein air pendant l'hiver. Début par des douleurs dans les genoux, les pieds, avec gonflement. Développement exagéré du condyle interne du

(1) Cette observation, au point de vue particulier des troubles de la sensibilité musculaire, se trouve plus au long dans la thèse de mon ami le docteur Chavet. Lyon, 1880.

tibia droit, qui date de cette époque. — Peu à peu, douleurs lancinantes dans les jambes, douleurs en ceinture. — Depuis le mois de février 1879, le malade ne peut plus marcher. — Depuis quelque temps, douleurs dans les masses musculaires du bras droit.

Actuellement, impuissance absolue de la marche. Le malade peut à peine se tenir sur les jambes, mouvements désordonnés de celles-ci lorsqu'on le fait marcher. — Ataxie véritable. — Sensibilité de la plante des pieds diminuée et retardée. Réflexes rotuliens nuls. — Hyperesthésie de la sensibilité thermique aux membres inférieurs et sur la colonne vertébrale. Douleurs lancinantes dans les bras. — Diminution de la force musculaire. — Douleurs entéralgiques. — Pertes des fèces et de l'urine par suite de la faiblesse des sphincters (rectum et vessie).

Les deux gros orteils sont très augmentés de volume, déformés depuis un mois.

Pas de syphilis ni d'excès vénériens.

Bains sulfureux tous les jours.

L'urine du malade, traitée le 15 avril par acide nitrique, donne un beau précipité d'albumine. — Après précipitation par le sulfate de magnésie en excès et filtration, le filtrat ne donne plus aucun trouble par le même acide.

Les 17, 18, 19, 20, 21 et 22 avril. — Aucun changement dans la quantité et la qualité de l'albumine. L'urine ne renferme toujours que de la globuline.

Le 23 avril. — L'urine, traitée par acide nitrique, donne un précipité d'albumine plus abondant que les jours précédents; mais c'est encore exclusivement de la globuline, attendu qu'on n'obtient pas de trouble par l'acide nitrique après précipitation par sulfate de magnésie en excès et filtration.

Les 24, 25, 27, 29 et 30 avril. — La quantité et la qualité de l'albumine restent les mêmes. — Ce n'est encore que de la globuline.

Le 1er mai. — Diminution de l'albumine, c'est-à-dire de la globuline, car il n'existe pas de traces de sérine.

Les 5, 7, 12 et 14 mai. — On ne constate ni augmentation ni diminution de la globuline, qui existe toujours seule dans l'urine.

L'urine, examinée de temps à autre pendant le restant du mois, on n'a jamais constaté de changement dans la qualité de l'albumine qu'elle renfermait.

V

Dosage des matières albuminoïdes du sérum et de l'urine

Conduit par cette idée que, dans diverses urines albumineuses (observ. I et II), il existe un rapport entre la sérine et la globuline, rapport qui certainement doit avoir sa raison d'être par suite de l'état particulier de certaines parties constituantes de l'économie, je me suis demandé si, lorsque la globuline est en quantité supérieure à la sérine dans l'urine, cela ne tiendrait pas à une augmentation de cette matière albuminoïde dans le liquide sanguin. A cet effet, j'ai recueilli et analysé avec soin le sérum du sang de toutes les saignées qui ont été pratiquées chez les albuminuriques que j'ai eu l'occasion d'observer. On comprend facilement que mes observations ne peuvent être bien nombreuses, attendu que chez un malade on ne peut retirer du sang comme on le ferait chez un animal en expérimentation, et que, pour cela faire, on doit attendre que les indications de la saignée se présentent nettement.

Sur cinq observations (c'est-à-dire toutes celles que j'ai pu recueillir dans un court espace de temps), il y en a trois qui confirment pleinement cette hypothèse, et quant aux deux dernières, où le rapport entre les matières albuminoïdes du sérum et de l'urine n'est pas très concordant, on peut se demander s'il n'y a pas eu une filtration plus grande de telle albumine plutôt que de telle autre, ou bien s'il n'existe pas une erreur dans le dosage de l'albumine du sérum et celle de l'urine.

OBSERVATION V. — Maladie de brigth chronique.

(Salle Sainte-Élisabeth, n° 45. — Service de M. le professeur Lépine).

Claude S. berger, âgé de 52 ans, entre à l'hôpital le 1er mars 1880. Bonne santé habituelle—A l'âge de 32 ans, le malade fait une chute et tombe la poitrine sur le bord d'un trottoir. — Il se relève éprouvant une gêne considérable à respirer; cet état disparaît assez vite, et depuis il se plaint de battements de cœur fréquents. — Le décubitus du côté gauche est devenu impossible; la respiration était devenue moins pénible, mais, depuis un mois, le malade est repris d'une dyspnée intense et ses palpitations sont plus nombreuses et plus fortes. — Depuis deux jours, œdème des membres inférieurs.

Actuellement, dyspnée habituelle augmentant au moindre effort; poitrine globuleuse. — Les bruits du cœur sont mous, irréguliers, affaiblis, les veines jugulaires engorgées — pouls veineux.

Le malade prend de la digitale.

Le 29 mars on constate un bruit de galop extrêmement marqué. — Ecartement considérable des deux premiers bruits.

L'urine, examinée dès le début de l'entrée du malade à l'hôpital, donnait un beau précipité d'albumine par l'acide nitrique.

Étudiée au point de vue de la globuline et de la sérine le 5 avril, voici les particularités qu'elle présente :

Traitée par acide nitrique, abondant précipité d'albumine ; traitée par sulfate de magnésie en excès et filtrée, le filtrat donne un léger trouble par le même acide. Ainsi donc, prédominance très-marquée de la globuline sur la sérine. Jusqu'au 12 avril, on ne perçoit aucune modification de l'urine.

A partir de ce jour jusqu'au 25, la quantité d'albumine reste stationnaire ; mais après précipitation de la globuline par le sulfate de magnésie, si on traite le filtrat par l'acide nitrique, le trouble s'accentue davantage.

Cet état persiste jusqu'au 3 mai. A ce moment la sérine est devenue plus abondante et, malgré cette augmentation que l'on observe jusqu'au 9, la globuline, cependant, prédomine toujours.

Une grande amélioration s'étant produite chez le malade, il sort le 15 mai, n'ayant plus dans ses urines que très-peu d'albumine.

Si les dosages de la globuline et de la sérine n'ont pas été faits à ce moment, c'est que la quantité d'albumine par litre n'excédant pas o gr. 80, il était bien difficile, en présence d'un chiffre si faible, de ne pas commettre quelque erreur. D'ailleurs, de *visu* on constatait facilement la prédominance de la globuline sur la sérine.

Le malade reprend pendant 3 semaines environ ses anciennes occupations ; mais exposé au froid, à la pluie et à la fatigue, il est pris de violentes palpitations et de dyspnée, et rentre de nouveau à l'hôpital le 8 juin.

Le 9 juin. — L'urine, traitée par acide nitrique, donne un précipité très abondant d'albumine.

Le 10 juin. — En présence des phénomènes de suffocation que le malade présente, on lui pratique une saignée de 250 grammes. — Le sérum, recueilli et analysé par la méthode qui a été indiquée plus haut, donne la composition suivante :

> Albumine totale par litre . . . . 85 gr.
> Globuline. . . . . 54 gr. 40
> Sérine . . . . 30 gr. 60

L'urine du même jour est très pâle, et, traitée par acide nitrique, elle donne un précipité d'albumine très abondant, précipité que l'on n'avait jamais obtenu pendant le premier séjour du malade à l'hôpital. Traitée par le sulfate de magnésie et examinée comme le sérum du sang, on obtient par la pesée :

> Albumine totale par litre . . . . 11 gr. 92
> Globuline . . . . 7 gr. 32
> Sérine . . . . 4 gr. 60

Établissant le rapport entre la globuline et la sérine du sérum sanguin, et la globuline et la sérine de l'urine, voici ce que l'on trouve :

SÉRUM DU SANG

Pour 1000 de sérum on a : Pour 100 d'albumine on a :
    30,6 sérine.   36 sérine.
    54,4 globuline.   64 globuline.
    85 gr. . . . . . . Albumine totale

URINE

Pour 1000 d'urine on a : Pour 100 d'albumine on a :
    4,6 sérine.   39 sérine
    7,32 globuline.   61 globuline.
    10 gr. 92. . . . . . Albumine totale

OBSERVATION VI. — MALADIE DE BRIGTH CHRONIQUE

(Salle Sainte-Elisabeth n° 26. — Service de M. le professeur Lépine.)

Claude M. V. Br. cultivateur, âgé de 25 ans. — Comme antécédents héréditaires : père mort à 59 ans d'une fluxion de poitrine, mère bien portante, un frère mort d'une hernie étranglée.

Antécédents pathologiques. — Le malade, il y a deux ans, est resté huit mois dans le service de M. R. Tripier (salle Sainte-Jeanne) pour une albuminurie ; il est sorti de ce service considérablement amélioré par le perchlorure de fer et a pu reprendre son travail qu'il a été obligé d'abandonner il y a deux mois, soit à cause de l'œdème considérable des membres inférieurs, soit à cause de la diminution des forces. Pendant ces deux derniers mois, son état étant resté à peu près stationnaire, il s'est décidé à venir à l'hôpital, où il rentre le 1er juin 1880.

Actuellement le malade se plaint d'une dyspnée intense se manifestant pendant la marche et lorsqu'il veut faire un effort, il accuse également une diminution des forces. — Quelquefois de la céphalalgie. — Affaiblissement assez prononcé de la vue remontant à quatre ans ; les pupilles sont toutes les deux dilatées.

Œdème des membres inférieurs, peu marqué au niveau des malléoles, mais accusé surtout aux jambes ; œdème également des parois abdominales sur lesquelles on aperçoit, ainsi qu'à la partie supérieure et interne des cuisses, des vergetures résultant de son enflure. Le scrotum est un peu œdématié.

Appétit conservé, langue bonne, pas de phénomènes gastro-intestinaux ni bronchiques. Rien au cœur.

Le foie est normal ainsi que la rate.

Les urines ne sont pas très abondantes, elles sont décolorées et précipitent abondamment par l'acide nitrique.

Le malade est mis au régime du lait, du pain et du vin.

Le 2 juin. — L'urine traitée par acide nitrique donne un précipité d'albumine très abondant. — Précipitée par sulfate de magnésie en excès et filtrée, le filtrat donne encore un beau trouble par le même acide ; toutefois, prédominance de la globuline sur la sérine.

20 ᶜᶜ de cette urine traités par 80 gr. alcool à 93° donnent par la pesée :

Albumine totale par litre. . . . . 8 gr. 10

Le 3 juin. — Par la pesée on obtient :

Albumine totale par litre d'urine 9 gr. 76

20 ᶜᶜ de la même urine sont traités par 100 ᶜᶜ d'une solution saturée de sulfate de magnésie ; on opère comme j'ai indiqué plus haut et on trouve :

Globuline par litre . . . . 5 gr. 96
Sérine . . . . 3 gr. 80

A partir de ce jour, jusqu'au 7 juin inclusivement, l'albumine de l'urine augmente progressivement et atteint le chiffre de 13 grammes.

Le 8 juin. — Le malade a de la fièvre sans lésion apparente ; le pouls est à 100. — L'albumine est descendue à 10 gr. 72.

Le 9 juin. — L'albumine est à 9 gr. 28. — La fièvre augmente, la peau est chaude et

Le 10 juin. — La température rectale s'élève à 39° 8. En présence de cet état insolite, on examine avec soin la poitrine. A la percussion, matité à gauche dans les 2/3 inférieurs de la poitrine ; en [avant, matité très étendue surtout en haut. A la palpation, exagération des vibrations thoraciques. A l'auscultation, râles très fins et souffle en arrière au sommet gauche. — Le malade n'a pas eu de point de côté, il ne tousse pas et n'a pas d'expectoration, le pouls est dicrote.

Le malade étant très suffoqué et ayant beaucoup de peine. à respirer, on fait une application de dix ventouses scarifiées au niveau du point pneumonique. On retire environ 100 gr. de sang et on recueille ensuite le sérum avec soin.

L'analyse de ce sérum faite suivant la méthode que j'ai indiquée dès le début de ce travail donne:

Albumine totale par |litre. . . . . 53 g. 90
Globuline . . . . 36 g.
Sérine . . . . 17 g. 90

L'urine du même jour, examinée au point de vue de la globuline et de la sérine renferme:

Albumine totale par litre . . . . . 10 g. 92
Globuline. . . . . 7 g. 42
Sérine . . . . 3 g. 50

Si nous établissons maintenant le rapport entre la sérine et la globuline du sérum du sang et la sérine et la globuline de l'urine, nous trouvons:

URINE

Pour 1000 d'urine: Pour 100 d'albumine :

Album. totale 10 gr. 92 { 3,50 sérine   32,5 sérine
                        { 7,42 globuline   67,5 globuline

SÉRUM DU SANG

Pour 1000 de sérum on a :   Pour 100 d'albumine :

Album. totale 54 gr. { 18 sérine   33 sérine
                     { 36 globuline   67 globuline

Le 11 juin. — L'albumine tombe à 7 gr. 48, le malade respire mieux.

Le 12 juin. — Persistance du souffle avec râles humides et exagération des vibrations thoraciques surtout à la partie moyenne de la fosse sous-épineuse — la résolution se fait rapidement — l'albumine remonte à 9 gr. 32.

Le 13 juin. — On constate une submatité très nette en arrière et à gauche, s'étendant depuis le sommet du poumon jusqu'à la base le long de la colonne vertébrale, et même dans les 2/3 du poumon en dehors.

Diminution notable des vibrations thoraciques à la base

gauche. En avant, matité qui commence au niveau du mamelon dans la ligne axillaire et qui n'est pas changée par les variations de position. En arrière, notable retentissement de la voix qui est soufflée, pas d'égophonie, tympanisme dans la fosse sus-épineuse gauche. — L'albumine est à 10 gr. 04. Le lendemain 14. Grande augmentation de l'albumine, 11 gr. 60.

A partir de ce moment le malade va mieux, son état s'améliore chaque jour, l'albumine décroît d'une manière progressive à tel point que le 21 juin elle est tombée au chiffre de 4 gr. Ce même jour on examine la poitrine du malade et on constate une diminution considérable de l'épanchement, qui reste limité à la région moyenne du poumon, surtout en avant.

L'observation qui suit, je la donne avec réserves, attendu que l'albumine du sang et celle de l'urine n'ont pas été dosées d'après la méthode employée durant le cours de mes recherches.

OBSERVATION VII. — Pneumonie lobaire aigue

Salle Sainte-Elisabeth n° 46. — Service de M. le professeur Lépine.

Emile D., papetier, âgé de 29 ans, entre à l'hôpital le 21 avril 1880. Très bonne santé ordinaire. Est exposé, dans sa profession, à se mouiller.

Le 2 février dernier a eu une fluxion de poitrine du côté droit, traitée à l'hôpital de Roanne. Il en était bien guéri, mais il lui restait des points douloureux à droite. Ces points se sont fait surtout sentir vers le milieu du mois de mars. Il avait pu reprendre son travail.

Le 18 avril, vers midi, il éprouva du malaise, ses jambes ne pouvaient le porter. Inappétence avec soif intense. Il eut à ce moment des vomissements bilieux. — Dans l'après-midi, frisson violent pendant une heure environ, suivi de chaleur; puis, point de côté très intense dans toute la hauteur du côté droit. Le lendemain matin il se mit à tousser. La toux était peu fréquente mais extrêmement pénible — n'a pas craché le sang, mais a eu des crachats visqueux, rosés.

Actuellement : Visage vultueux, très rouge et également des deux côtés. — Légères sueurs, plus abondantes sur la moitié droite de la face.—Moiteur de la peau des deux mains. Pupilles également dilatées. Pas de teinte subictérique des conjonctives.

Aux poumons : Sonorité normale du côté gauche, avec exagération légère du bruit respiratoire. Râles humides et sonores peu nombreux, disséminés. — A droite, sonorité en avant et dans le sommet de l'aisselle, matité à la base de cette région se confondant plus bas avec celle du foie. Matité de la moitié supérieure en arrière. — Respiration bronchique, sans souffle réellement tubaire. — Quelques râles humides très peu nombreux s'entendant seulement à l'inspiration, dans l'aisselle et vers la fosse sous-épineuse.

Toux toujours très pénible. Expectoration de quelques crachats muco-purulents très épais nageant dans de la salive.

Pas d'égophonie. Le malade ne parle pas assez fort pour qu'on puisse se rendre un compte exact de l'état des vibrations thoraciques.

Pas d'appétit, soif vive, constipation.—Temp. rectale 40°6. Pouls inégal et irrégulier.

Le 22 avril—. L'urine, traitée par acide nitrique, donne un beau précipité d'albumine—. Après précipitation par le sulfate de magnésie en excès et filtration, le filtrat donne encore par le même acide un trouble assez prononcé.

Le matin même on pratique une saignée du bras dont on retire 300 grammes. On recueille le sérum. 10cc de ce sérum sont traités par 15 grammes de sulfate de magnésie pour précipiter la globuline.— Le tout est filtré, ce qui reste sur le filtre est désséché et placé dans un appareil, récemment inventé par M. Flavard, pour le dosage de l'azote total ; on obtient :

Globuline . . . . 14 gr.

Le filtrat est additionné de 40 grammes alcool rectifié à 93° pour la précipitation de la sérine. On filtre de nouveau.—Ce qui reste sur le filtre est desséché et placé dans le même appareil ; on obtient :

Sérine . . . . 7 gr.

Malgré l'erreur qui existe dans les chiffres 14 et 7, au point de vue de la quantité totale de l'albumine du sérum du sang, on ne peut toutefois, nier ce fait que, la globuline, dans le cas qui nous occupe, était en quantité double de la sérine, vu que les deux grilles ont été faites dans les mêmes conditions et avec le même appareil.

Le 23 et le 24 avril. — L'urine donne les mêmes résultats, c'est-à-dire que la globuline, dans ce liquide, est en quantité supérieure à la sérine.

Le 24 avril.—La défervescence commence et l'albumine disparaît de l'urine.

Le malade sort le 3 mai complètement guéri.

Pendant tout le temps que j'ai constaté la présence de l'albumine dans l'urine, la globuline a été en prédominance sur la sérine; or, dans l'albumine du sang, trouvant une quantité de globuline double de celle de la sérine, je suis porté à croire que si le dosage de ces deux matières albuminoïdes de l'urine avait été fait par la pesée, on aurait retrouvé le rapport qui existe dans les deux observations précédentes. Comme toutefois, dans des recherches aussi délicates, on ne peut donner des chiffres approximatifs, je me contente de citer l'observation, espérant que des recherches nouvelles viendront démontrer le fait que j'avance.

Si on lit attentivement les observations V et VI, on ne tarde pas à s'apercevoir qu'il y a une concordance frappante entre la quantité de sérine et de globuline du sang et celle de ces deux matières albuminoïdes de l'urine ; en effet, tandis que dans l'observation V il y a pour 100 grammes d'albumine, 36 de sérine, et de globuline 64, l'urine du même malade renferme pour 100 d'albumine, 39 de sérine 61 de globuline. Si on rapproche les chiffres 36 et

39, 64 et 61, on voit que la différence qui existe entre eux n'est pas bien grande.

L'observation VI nous présente une concordance encore plus parfaite : ici ce n'est plus, comme dans l'observation précédente, une différence de 3 que l'on rencontre, mais seulement une différence de o,5, car si, dans la sérine du sang, nous avons pour 100 d'albumine, 33 de sérine et 67 de globuline, dans l'urine, pour la même quantité d'albumine, nous trouvons 32,5 de sérine et 67,5 de globuline. Comme on le voit, les chiffres 33 et 32,5, 67 et 67,5 se ressemblent beaucoup ; dès lors, toutes les fois qu'on aura devant soi un malade albuminurique, si on fait exactement l'analyse des matières albuminoïdes contenues dans ses urines, en établissant un simple rapport, on pourra connaître la composition de son sang. Les urines seront, dans ce cas, le miroir où viendront se réfléter les matières albuminoïdes de l'humeur sanguine.

La globuline étant habituellement, dans les urines albumineuses, en quantité supérieure à la sérine, on s'est demandé si le cas inverse ne pourrait pas se présenter et si l'on ne pourrait pas produire artificiellement une *sérinurie*.

C'est sur les indications de mon maître, M. le professeur Lépine, que j'ai fait l'expérience de la sérinurie sur un cochon d'Inde, dont je donne l'observation ci-après :

OBSERVATION VIII. — Sérinurie pure a la suite d'une injection intra-veineuse de 40^{cc} d'une solution de sérine faite sur un cobaye.

L'animal soumis à l'expérience est un beau cochon d'Inde, fort et vigoureux, qu'on a apporté le matin de la campagne.

Le 24 mai. — A 3 heures et demie du soir, on découvre la veine jugulaire profonde, dans laquelle on introduit une canule en verre. — On pousse une injection de 40 ^{cc} d'une solution de sérine (la sérine ainsi obtenue provient du sang d'une femme couchée au numéro 42 de la salle Sainte-Marie, à qui on avait pratiqué une saignée le 21 mai. — Pour obtenir cette sérine, on avait précipité la globuline du sérum sanguin au moyen du sulfate de magnésie en excès. — Le mélange ainsi obtenu avait été filtré; le filtrat recueilli, placé dans un dialyseur, avait dialysé pendant trois jours pour faire disparaître complètement le sulfate de magnésie, ce dont on s'était assuré par le chlorure de baryum). La plaie lavée soigneusement avec de l'eau phéniquée, on met quelques points de suture sur les deux lèvres de la peau; l'animal est mis immédiatement dans une cage bien propre, et le lendemain :

25 mai. — A 2 heures de l'après-midi, on recueille 30 ^{cc} d'urine ne renfermant aucune trace de sang. — L'urine filtrée, on la traite par l'acide nitrique; on obtient immédiatement un précipité d'albumine caractéristique. On prend 10 ^{cc} de cette urine que l'on traite par 15 gr. de sulfate de magnésie. On filtre; le filtrat recueilli et traité par acide nitrique, donne encore un précipité d'albumine de même intensité que celui que l'on avait constaté avant la précipitation de l'urine par le sel magnésien.

Le 26 mai. — On recueille le matin, à 10 heures, 20^{cc} d'urine, qui ne renferme pas de sang, — Traitée comme la veille par l'acide nitrique, on obtient un précipité d'albumine d'égale intensité. — Cette albumine, qui n'est autre que de la sérine, n'est modifiée ni en quantité ni en qualité, après précipitation de l'urine par le sulfate de magnésie en excès.

L'animal meurt vers midi, c'est-à-dire quarante-quatre heures après l'opération.

A l'autopsie on ne trouve rien à noter sur les organes abdominaux et thoraciques.

Ainsi donc, en présence de ce fait que l'albumine contenue dans l'urine de l'animal, soumis à l'expérience pendant deux jours, ne subit aucune modification, lorsqu'on traite celle-ci par le sulfate de magnésie en excès, on est, je crois, en droit de conclure que, en injectant dans les veines d'un animal quelconque de la sérine, on produit de la manière la plus évidente une *sérinurie*.

Répétant, quelques jours plus tard, les expériences de M. Rabuteau sur les albuminuries toxiques, au point de vue des matières albuminoïdes qu'on devait rencontrer dans un pareil cas, j'ai trouvé chez une chienne intoxiquée par l'alcool amylique une sérinurie et probablement une sérinhémie.

Quoique cette expérience ne soit pas aussi concluante que la précédente au point de vue de la sérinurie pure, j'en donne cependant l'observation pour montrer que, lorsqu'on rencontre dans l'urine une qualité d'albumine qui est en quantité supérieure à l'autre, on doit penser immédiatement à une augmentation de cette qualité d'albumine dans le sang.

OBSERVATION IX. — Sérinurie et probablement sérinhémie chez une jeune chienne, a la suite d'injections
d'alcool amylique dans l'estomac.

L'animal soumis à l'expérience est une jeune chienne boule
de petite taille.

Le 8 juin. — A 3 heures de l'après-midi, on incise la vulve
du côté du périnée, sur une étendue de 4 cent. environ, pour
pouvoir sonder plus facilement l'animal. — Introduction d'une
sonde dans la vessie, que l'on vide entièrement.

Immédiatement après, on pousse dans l'estomac, à l'aide de
la sonde œsophagienne, une injection de 10 gr. d'alcool amylique additionnés de 30 gr. eau. L'animal est mis en cage.

L'absorption se produit très rapidement, car 10 minutes
environ après l'injection, l'animal tombe dans un profond
sommeil. Les matières contenues dans l'estomac sont expulsées
totalement par les vomissements. — A 4 heures l'animal se
réveille, s'assied sur le train de derrière; il est complètement
abruti et salive abondamment. Si on le fait marcher, il avance
en titubant.

Cet état persiste jusqu'à cinq heures.

Le 6 juin. — On sonde l'animal. — L'urine recueillie est
d'une coloration jaune foncé; elle ne renferme pas de traces
d'albumine.

A trois heures de l'après-midi, injection dans l'estomac de
20 gr. alcool amylique. — L'animal tombe rapidement dans un
état complet d'ébriété et rend une grande partie de l'injection.

Le 10 juin. — L'urine recueillie au moyen de la sonde est
très foncée, elle ne renferme pas de traces d'albumine. Nouvelle
injection dans l'après-midi de 20 gr. alcool amylique. — Tout
se passe comme la veille.

Le 11 juin. — L'urine recueillie ne contient pas d'albumine.
— A quatre heures, injection dans l'estomac de 20 gr. alcool
amylique. Pour empêcher les vomissements de se produire

j'utilise un moyen qui m'a été indiqué par M. Lépine; il consiste à laisser l'animal, pendant une heure, attaché sur la planche et dans la position verticale, après quoi on le détache et le met en cage. Les vomissements ne se produisent pas comme les jours précédents.

Le lendemain 12 juin. — L'urine recueillie est d'une coloration très-foncée, mais non sanguinolente. — Traitée par acide nitrique, elle donne un précipité très-net d'albumine. Précipitée par le sulfate de magnésie en excès et filtrée, le filtrat donne un trouble par acide nitrique presque aussi prononcé qu'avant précipitation par le sulfate de magnésie. A quatre heures, nouvelle injection de 20 gr. alcool amylique. — L'animal s'endort rapidement. — A cinq heures, saignée de l'artère fémorale de 200 gr.

On recueille le sérum du sang, et l'analyse faite au point de vue de la globuline et de la sérine, donne les résultats suivants :

Albumine totale . . . . =	116 gr.	80
Globuline . . . . . =	64	80
Sérine. . . . . . . =	52	

L'animal meurt dans la nuit. A l'autopsie, l'estomac est distendu par du liquide qui a l'odeur de l'alcool amylique; la muqueuse est épaisse et rougeâtre. — Les reins sont normaux. — La vessie renferme environ 100 gr. d'urine que l'on analyse, et on obtient :

Albumine totale par litre . .	4 gr.	30
Globuline	0	90
Sérine	3	40

Comme on le voit, la sérine de l'urine est en quantité quatre fois plus forte que la globuline ; c'est donc une sérinurie, et, très-probablement, une sérinhémie. Car, malgré que le chiffre de la sérine dans le sérum sanguin soit inférieur à celui de la globuline, il n'est pas moins vrai que la sérine a augmenté dans ce liquide, attendu qu'à l'état normal, dans le sérum du chien, on a une quantité de globuline double de la sérine ; or, dans le cas qui nous occupe, la différence entre la sérine et la globuline étant de 12 seulement en faveur de cette dernière, il est à peu près certain qu'il existe une sérinhémie, vu que, si on rétablissait le rapport normal entre la globuline et la sérine du sérum de l'animal, on trouverait pour la première 78 au lieu de 64 et, pour la seconde, 39 au lieu de 52. Dès lors, cette augmentation de la sérine dans le liquide sanguin explique assez bien la prédominance de cette matière albuminoïde dans l'urine.

D'ailleurs, quand on y réfléchit, il ne faut pas s'attendre à trouver facilement une identité parfaite entre les matières albuminoïdes du sang et celles de l'urine, parce que le sang se dépouille incessamment. On ne s'étonnera donc pas de voir dans les observations suivantes que la concordance n'est pas parfaite ; et alors on doit se demander si, dans certains états particuliers du sang, telle albumine ne transsude pas mieux que telle autre à travers la trame excessivement fine du glomérule rénal.

OBSERVATION X. — Maladie de Bright chronique

Salle Sainte-Elisabeth n° 19. — Service de M. le professeur Lépine.

A. François, forgeron, âgé de 49 ans, entre à l'hôpital le 18 mai 1880. Antécédents héréditaires : Père et mère morts de vieillesse ; deux frères et deux sœurs bien portants.

Antécédents pathologiques; Syphilis à l'âge de 22 ans, d'après le dire du malade il eut alors un chancre dont la trace est encore visible et un bubon suppuré dont on voit la cicatrice au pli inguinal droit. Il y a 4 ans 1/2 chute sur le côté gauche et probablement fracture de côtes, car on lui appliqua une ceinture de diachylon et un bandage de corps. Depuis cette chute, le malade a toujours ressenti des palpitations et une douleur dans l'hypochondre gauche, douleur reparaissant d'une façon intermittente à chaque changement de temps, et s'exagérant par de fortes inspirations ou sous l'influence d'un effort. Quelques excès alcooliques.

Depuis un mois et demi, le malade est plus fatigué; essoufflement à chaque effort, et douleur persistante à l'hypochondre gauche. Le malade se fatiguait de plus en plus, mais n'a pas été obligé de cesser son travail.

Il y a 4 jours, apparition subite d'œdème d'abord aux membres supérieurs, ensuite à la face, puis aux membres inférieurs. Alors, pas de fièvre ni de douleurs de reins, mais céphalalgie violente.

Actuellement, œdème généralisé aux membres supérieurs et inférieurs, à la poitrine, aux parois abdominales et bouffissure de la face; fortes douleurs des deux hypochondres surtout à gauche. — Dyspnée avec légère toux. — Affaiblissement considérable. — Essoufflement au moindre effort. — Amaigrissement musculaire.

Appétit presque nul, soif, constipation, miction fréquente, langue blanchâtre.

L'urine est jaunâtre, épaisse et foncée depuis au moins un mois. Rien au cœur, à la rate et au foie.

A la base des poumons, et en arrière, symptômes d'un léger œdème pulmonaire. Pas d'ascite.

Le 19 mai. — L'urine traitée par acide nitrique donne un précipité abondant d'albumine. — Précipitée par le sulfate de magnésie et filtrée, le filtrat donne encore un beau trouble par l'acide nitrique; toutefois la globuline est en quantité supérieure à la sérine. Par la pesée on obtient:

Albumine totale par litre 2 gr. 50.

Le 20 mai. — Prédominance de la globuline sur la sérine. Augmentation considérable du chiffre total de l'albumine qui s'élève à 7 grammes.

Le 21 mai. — L'état du malade s'aggraye. — Pâleur de la face, œdème énorme des membres supérieurs. — Hier à 5 heures, attaque brusque d'étouffement et oppression considérable ; nuit agitée, a du dormir assis dans son lit ; râles, sous-crépitants, fins, nombreux à la base des deux poumons et en arrière. Crachats visqueux, rougeâtres et contenant des globules rouges. Respiration faible, obscure. Bruits du cœur un peu sourds. Pouls 92. Pas de troubles de la vue. Pas de céphalalgie. En présence de ces phénomènes de suffocation, on applique dix ventouses scarifiées à la base de la poitrine. Le sérum recueilli avec soin donne la composition suivante :

Albumine totale pour 1000 = 69 gr. 30
Globuline . . . . = 41 gr. 40
Sérine . . . . = 27 gr. 90

Dans l'urine on trouve une très-grande augmentation de l'albumine. Étudiée au point de vue de la globuline et de la sérine, voici ce que donne la pesée :

Albumine totale par litre . = 11 gr. 90
Sérine. . . . . = 4 gr. 35
Globuline . . . . = 7 gr. 55

Etablissant les rapports, voici ce que l'on trouve :

SÉRUM DU SANG.

Pour 1000 de sérum :   Pour 100 d'albumine

Albumine tot. 69 gr. 30 { 41.40 globuline — 59 gr. 5 globuline
27.90 sérine . — 40 gr. 5 sérine.

URINE.

Pour 1000 d'urine :   Pour 100 d'albumine

Albumine tot. 11 gr. 90 { 4.35 sérine . — 36 gr. 5 sérine
7. 55 globuline — 63 gr. 5 globuline

Le 22 mai. — A l'auscultation de la poitrine on entend des râles sibilants très-fins. — Le pouls bat 92 fois, il est plus petit que la veille. — Bruits du cœur sourds. L'urine, moins abondante que d'habitude, renferme encore 10 gr. 10 d'albumine dans laquelle prédomine la globuline.

Le 23 mai. — L'urine n'a changé ni en qualité ni en quantité.

Le 24 mai. — Faciès un peu plombé. Pouls 108 très petit. — Respiration 30. — Œdème très augmenté surtout au scrotum.

Subdelirium. — Submatité à la base droite. — Respiration rude à gauche, faible à droite, râles sous-crépitants aux deux temps; diminution des vibrations thoraciques à la base droite. — Rien aux sommets. Mouchetures sur le scrotum.

Le 25 mai. — Diminution de la quantité d'albumine, la qualité reste la même. A l'examen microscopique de l'urine on y trouve des cylindres hyalins granuleux. L'état général s'aggrave de plus en plus et le 26 mai, à 6 heures du soir, le malade meurt.

L'autopsie faite le 28 mai est fort incomplète attendu que le cadavre était dans un état de putréfaction extraordinaire. Les reins sont de volume normal, ils sont fort altérés par la putréfaction. La différence des deux substances est très accusée.

Dans cette observation, la différence entre la globuline et la sérine du sang et la globuline et la sérine de l'urine n'est pas aussi grande qu'on ne puisse admettre une certaine concordance entre ces diverses matières albuminoïdes; malheureusement il est des cas où cette différence est très considérable et où l'on ne s'explique pas assez cet écart entre les matières albuminoïdes du sang et celles de l'urine. L'observation qui suit va nous montrer un de ces cas.

OBSERVATION XI — Maladie de Brigth chronique
. GROSSESSE, FAUSSE-COUCHE, MORT.

Salle Ste-Marie n° 42. — Service de M. le professeur Lépine

D.... Françoise, ménagère, âgée de 25 ans, entre à l'hôpital le 19 mai 1880; n'a pas connu son père; mère morte à 59 ans à la suite d'une courte maladie; a deux sœurs bien portantes.

. Réglée à 14 ans pour la première fois, les menstrues ont été, à l'âge de 16 ans, supprimées pendant un an, la malade était chloro-anémique. Depuis, menstrues toujours régulières mais peu abondantes. Depuis 5 ou 6 ans, la malade ne peut marcher vite ni monter rapidement les escaliers sans être essoufflée, les jambes fléchissent alors et perdent toute leur force; en même temps, palpitations de cœur.

Mariée à l'âge de 20 ans. Est actuellement enceinte de 7 mois 1/2 *(primipare)*. Depuis le commencement de sa grossesse a toujours été malade : vomissements continuels et journaliers, maux de tête, coliques et douleurs rénales, toux et crachats assez fréquents. Il y a un mois, œdème subit généralisé, ayant commencé par les jambes et envahi successivement les parois abdominales, les membres supérieurs et la face. Depuis cette époque, oppression plus marquée et toux fréquente. Il y a cinq semaines environ, légère hémoptysie.

. Actuellement la malade présente de l'œdème généralisé des membres supérieurs et inférieurs, des parois abdominales et thoraciques et de la figure. Respiration anxieuse. Toux et expectoration quelquefois sanguinolente. Appétit nul et vomissements chaque fois que la malade mange. Pas de diarrhée. Langue bonne.

Au cœur, bruit de souffle dur au 1er temps et à la pointe. Aux poumons: matité au sommet droit et en arrière; sur toute la surface pulmonaire quelques râles sous-crépitants fins très fugaces.

Rien à la rate ni au foie.

L'urine est rougeâtre et précipite très abondamment par l'acide nitrique.

Le 20 mai. — Les deux bruits du cœur paraissent nets et les battements sont fréquents et réguliers.

Le 21 mai. — Depuis deux nuits, oppression considérable — devenue plus intense cette dernière; la malade s'est levée hier toute la journée, elle n'était pas trop fatiguée. La nuit précédente, elle a dû rester assise dans son lit à cause de l'oppression. Depuis ce matin, douleurs de ventre et des reins. Actuellement, oppression considérable, pâleur de la face, anxiété respiratoire — Pas de râles aux poumons. Pouls très fréquent.

La suffocation menaçant de devenir plus forte, on pratique une saignée de 250 gr. L'analyse du sérum donne :

    Albumine totale par 1000. . . .   77 gr. 4
    Globuline . . . .   38 gr.
    Sérine . . . .   39 gr. 4

L'urine, recueillie au moyen de la sonde et traitée comme le sérum sanguin, contient :

    Albumine totale par litre . . . .   11 gr. 45
    Globuline. . . . .   8 gr. 93
    Sérine . . . .   2 gr. 52

Si nous établissons le rapport entre les deux albumines du sérum et de l'urine, nous trouvons dans

SÉRUM

Pour 1000 de sérum		Pour 100 d'albumine	
Album. totale 77 g. 4	38 gr. globuline	49 gr. globuline	
	39 g. 4 sérine	51 gr. sérine	

URINE

Pour 1000 d'urine		Pour 100 d'albumine	
Album. totale 11 gr. 45	8 g. 93 globuline	78 gr. globuline	
	2 g. 52 sérine	22 gr. sérine	

Le soir : pas de modification dans l'état du col utérin. — Oppression moins intense. — Pouls fréquent bat 140. — Anurie. — Pauses inspiratoires perceptibles au pouls. — Peau brûlante. Temp. V = 37°7

Le 22 mai. — A trois heures du matin la malade accouche d'un enfant mort-né — Pouls 135 — Respiration un peu irrégulière — Langue blanche — Oppression considérable — Diminution de l'albumine dans l'urine 7 gr. 25.

Le 23 mai. — Nuit agitée. — Pouls très rapide 140. — La malade a uriné 1 litre. — L'albumine diminue et tombe à 5 gr.; pas de changement dans la qualité. L'utérus est revenu.

Le 24 mai. — La malade a passé une mauvaise nuit. — Pouls 132. — Douleurs des seins. — Pertes rouges. — Respiration fréquente. L'utérus plus volumineux que la veille. — Trois vomissements pendant la nuit. — Pas d'urine.

Le 25 mai. — Fièvre toujours considérable. — Diarrhée. — Pouls 108, petit, imperceptible. — Utérus bien revenu — Œdème mou des membres inférieurs. — La température monte à 40° 5; l'état s'aggrave rapidement et la malade meurt dans la soirée.

A l'autopsie, faite le 27 mai, le cadavre est dans un état de putréfaction extrême.

Le cœur est volumineux.

Les poumons sont congestionnés.

Les reins, de petit volume, ne paraissent pas fortement malades, cependant, malgré la putréfaction, on note que la substance corticale paraît blanchâtre, la substance médullaire est par contre fortement colorée.

La rate est petite (bien que la température à la mort ait été excessive.)

L'utérus, de volume assez considérable, est cependant bien revenu.

Pas de péritonite visible ni de phlegmasie des annexes.

CONCLUSIONS

1° Dans les urines albumineuses il existe habituellement deux substances albuminoïdes différentes, à en juger par la séparation qu'on peut en faire au moyen du sulfate de magnésie; la substance albuminoïde précipitée par ce sel est ordinairement en quantité supérieure à la première ; de plus, elle paraît exister toujours et constitue parfois à elle seule l'albuminurie chez l'homme. Cependant, j'ai réussi expérimentalement chez l'animal à produire une albuminurie où cette substance faisait défaut.

2° Dans ce dernier cas j'avais injecté dans le sang la matière albuminoïde qui reste dissoute dans la solution saturée de sulfate de magnésie. Ce fait et quelques observations recueillies chez l'homme, où j'ai cru saisir d'une manière nette une concordance parfaite entre la proportion des deux matières albuminoïdes du sérum sanguin et celle des mêmes matières de l'urine albumineuse, me portent à penser que la proportion de celles-ci dans l'urine est sous la dépendance de la composition du sérum sanguin.

475. — Lyon. - Imprimerie A. Waltener et Cⁱᵉ, rue Belle-Cordière, 14.

TABLE DES MATIÈRES

www.ingramcontent.com/pod-product-compliance
Ingram Content Group UK Ltd.
Pitfield, Milton Keynes, MK11 3LW, UK
UKHW021500090726
13657UKWH00003B/1444